STATISTIQUE

DES MALADIES CONTAGIEUSES

OBSERVÉES

DANS LE DÉPARTEMENT DE LA SEINE

Pendant les années 1876, 1877, 1878 et 1879

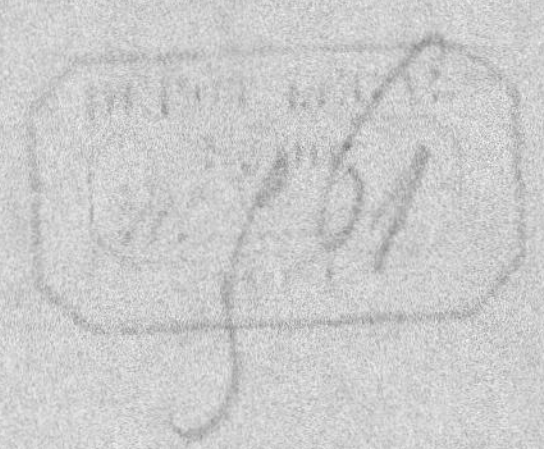

STATISTIQUE

DES

MALADIES CONTAGIEUSES

OBSERVÉES

DANS LE DÉPARTEMENT DE LA SEINE

Pendant les années 1876, 1877, 1878 et 1879

PAR

M. Camille LEBLANC

MEMBRE DE L'ACADÉMIE DE MÉDECINE, VÉTÉRINAIRE EN CHEF DE LA PRÉFECTURE
DE POLICE

PARIS

TYPOGRAPHIE DE Ve RENOU, MAULDE ET COCK

144, RUE DE RIVOLI, 144

1880

PRÉFACE

Ce travail, lu à l'Académie de médecine, dans la séance du 21 septembre 1880, a pour but d'établir que le service sanitaire vétérinaire créé en 1876, sur la demande des deux vétérinaires de la Préfecture, par M. Léon Renault, a donné des résultats sérieux.

Chaque année la statistique des maladies contagieuses a été dressée par le Chef de service et mise sous les yeux de M. le Préfet de police; elle comprend, mois par mois, et dans les plus grands détails, tous les cas connus de maladies contagieuses observées dans le département de la Seine, en mentionnant le nom et l'adresse du propriétaire, la race et le sexe de l'animal, la nature de la maladie et les mesures prises.

D'abord incomplète, en raison des difficultés créées par la mauvaise volonté des détenteurs d'animaux, elle est devenue chaque année plus exacte, sans prétendre à la perfection. Il suffit de lire avec un peu d'attention ce travail aussi résumé que possible, pour se convaincre que le Rapporteur de la Commission nommée par le Conseil général aurait dû, avant de formuler ses conclusions, demander à l'Administration communication des Rapports adressés à M. le Préfet de police depuis 1876 jusqu'en 1880; il aurait pu se convaincre que la statistique réclamée par lui était faite et que sa publicité ne dépendait que d'un vote du Conseil favorable aux demandes faites par M. le Préfet de police.

Ce travail prouve aussi que les agents du service, vétérinaires et inspecteurs, ont fait leur devoir et qu'ils ont déployé une activité que M. le Rapporteur leur dénie sans preuves à l'appui de son assertion.

Pour tout lecteur impartial, il sera évident qu'on doit maintenir la stricte application des ordonnances concernant la police sanitaire et même demander un redoublement de sévérité contre les contrevenants, ce qui dépend des tribunaux.

Détruire le service de fond en comble pour en substituer un autre composé d'hommes nouveaux, dépourvus de connaissances spéciales et d'expérience acquise par plusieurs années de travail aurait de graves inconvénients.

STATISTIQUE

DE LA

MORTALITÉ DE LA RAGE

⸺◦⧓◦⸺

Messieurs,

Dans les séances des 24 et 31 août, M. Hardy, après avoir communiqué à l'Académie une observation de rage, a exprimé le désir d'avoir des renseignements sur le nombre des cas de rage observés dans ces dernières années, et M. Lagneau a fait connaître quelques documents transmis par M. le Secrétaire du Conseil d'hygiène ; ces documents n'ont trait qu'aux premiers mois de l'année 1880 ; le travail de statistique n'est fait complètement qu'à la fin de chaque année, d'après les rapports des agents du service vétérinaire et des commissaires de police.

Je demande à l'Académie la permission de lui communiquer les statistiques qu'en ma qualité de vétérinaire, chef du service sanitaire, j'ai dressées aussi exactement que possible, non-seulement en ce qui concerne les cas de rage observés chez les animaux, mais encore les cas de morve ou de farcin. Les autres affections contagieuses, telles que la péripneumonie et la fièvre aphtheuse n'ont pas, au point de vue de la santé publique, une importance qui m'autorise à entretenir l'Académie de leur statistique, si elle n'en exprime pas le désir.

Nous n'avons pu arriver à recueillir ces documents que grâce à la réorganisation du service vétérinaire, due à la sollicitude du fils de notre ancien maître, M. Renault. En 1875, M. Léon Renault, sur la demande des deux vétérinaires de la Préfecture, réunit une Commission et rendit, après avoir pris son avis, une ordonnance qui, se basant sur les anciens décrets et règlements, prescrivait une application stricte des règlements de police sanitaire ; pour obtenir que cette ordonnance eût son plein effet, il augmenta le nombre des vétérinaires attachés à la Préfecture et des inspecteurs placés sous leurs ordres ; depuis, l'un des vétérinaires fut chargé de la direction du service, qui aujourd'hui fonctionne depuis le 1ᵉʳ janvier 1876.

Dans une immense agglomération comme le département de la Seine, la plus grande difficulté était d'arriver à connaître les cas de maladie contagieuse ; la loi prescrit la déclaration par les propriétaires d'animaux ou par les personnes qui sont chargées de les traiter ; mais cette disposition était tombée en désuétude, et, sauf les rapports des commissaires de police, nous ne possédions aucun renseignement. Il a donc fallu obtenir des directeurs d'hôpitaux destinés aux divers animaux, de communiquer les renseignements sur les cas de maladie contagieuse observés : un certain nombre s'est rendu à cette invitation ; mais d'autres, croyant qu'ils n'y étaient pas forcés, et sachant qu'on pouvait difficilement les convaincre de violer l'ordonnance, se sont abstenus. Les propriétaires d'animaux non avertis, ou animés de mauvaise volonté, se sont difficilement astreints à déclarer les cas de maladie contagieuse ; la crainte d'être obligé d'exécuter les prescriptions de l'autorité, le désir de trafiquer des animaux contaminés sont encore des motifs peu avouables, mais n'en existant pas moins, qui ont mis obstacle à la déclaration.

Nous avons dû lutter contre cette indifférence ou cette mauvaise volonté presque générale, pour obtenir que la population et les personnes qui soignent les animaux se conforment aux prescriptions de la nouvelle ordonnance.

Aussi, pendant les deux premières années, les statistiques ont-elles été incomplètes ; depuis 1878, sans prétendre qu'elles soient d'une exactitude impossible à obtenir parfaite, j'affirme qu'elles se rapprochent de la vérité. Un certain nombre de cas de maladie contagieuse nous reste caché, mais il est peu important. Grâce à l'activité des agents du service sanitaire et au concours éclairé des employés de la Préfecture, nous sommes arrivés à connaître presque tous les cas de maladie contagieuse, et, par suite, nous avons été à même de prendre les mesures nécessaires pour en diminuer le nombre.

STATISTIQUE DE LA RAGE EN 1876, 1877, 1878, 1879.

La rage, maladie trop connue, sévit d'une façon continue dans le département de la Seine, et c'est par centaines qu'on compte les cas observés sur les espèces canine et féline ; la contagion de cette terrible affection à l'homme et aux animaux des diverses espèces est malheureusement trop fréquente. Tout en admettant que la rage peut se développer spontanément, il faut agir comme si tous les cas de rage étaient dus à la contagion; pour arriver à un résultat pratique il n'y avait pas à hésiter : il fallait sinon supprimer, du moins diminuer la population canine de la grande ville; je parle de ces chiens errants, sans maître, qui fournissent l'élément principal à la rage; je ne ferai pas de statistique à ce sujet, n'ayant pas de certitude à cet égard, mais leur nombre varie de 20,000 à 30,000; les chiens appartenant à des particuliers vaguent souvent dans les rues et sont exposés à devenir les victimes de la contagion. La première mesure était de faire exécuter les ordonnances qui défendent de laisser circuler les chiens qui ne portent pas de collier, avec le nom et l'adresse de leur maître. C'est ce qui a été fait d'une manière sérieuse en 1878, et vous verrez que dans le seul mois de juillet de cette année on en a arrêté 3383 et abattu 3099. Malheureusement on ne peut obtenir des agents de se consacrer à cette besogne, alors qu'ils en ont tant d'autres jugées plus importantes; on ne procède donc que par à-coups; un autre obstacle vient des réclamations des propriétaires de chiens perdus, qui protestent contre les mesures de police sanitaire et souvent, en portant leurs plaintes en haut lieu, obtiennent des atténuations et des ralentissements dans cette hécatombe, cruelle à première vue, mais vraiment indispensable. Je vous communiquerai la statistique de la fourrière, et vous verrez qu'en deux années, 1878 et 1879, on a arrêté 17,624 chiens, presque tous sacrifiés. Il est à désirer que M. le préfet de police prescrive un redoublement d'activité de la part des agents; car le nombre des chiens errants tout en étant diminué, est encore trop considérable, et il faudrait encourager ceux qui ont la tâche ingrate de les faire disparaître, ce qu'on ne fait pas.

La diminution a coïncidé, comme vous le verrez, avec l'abaissement des cas de rage, et si l'on obtenait leur extinction je pense qu'on verrait ces cas diminuer d'année en année.

Ce point obtenu, nous devions chercher les moyens de connaître exactement ou du moins aussi exactement que possible, les cas de rage survenus dans le département. Nous avions les rapports des commissaires de police et de la gendarmerie, accompagnés des certificats du vétérinaire requis pour constater la maladie du vivant de l'animal ou pour en faire l'autopsie après la mort. Pour arriver à un résultat plus complet, nous avons dû nous adresser aux directeurs d'hôpitaux destinés à recevoir les animaux des espèces canine et féline. Grâce au concours des professeurs de clinique d'Alfort et des principaux directeurs d'hôpitaux spéciaux de Paris, nous avons pu être tenus convenablement au courant des cas de rage survenus. On ne peut s'expliquer la mauvaise volonté de certains autres directeurs, presque tous empiriques, qui ont cherché à entraver nos recherches faites dans l'intérêt général. J'espère qu'une fois la nouvelle loi adoptée, ils seront contraints de faire la déclaration et qu'aucun document ne nous manquera pour faire la statistique.

La connaissance des cas de rage nous a permis de faire des enquêtes auprès du propriétaire et dans le quartier où il résidait, de manière à connaître les animaux mordus ou suspectés de l'avoir été; déjà les commissaires de police stimulés par le chef du quatrième bureau, qui est en même temps secrétaire du conseil d'hygiène, faisaient strictement observer l'ordonnance du 25 décembre 1876 : les chiens mordus ou soupçonnés de l'avoir été étaient abattus ou séquestrés pendant huit mois; cette dernière mesure rencontrait dans son exécution des difficultés telles qu'on a dû y renoncer. La plupart du temps la séquestration était illusoire, soit qu'elle se fît chez le propriétaire, soit ailleurs. Au bout d'un mois ou deux le chien était remis en liberté, et la mesure mal exécutée n'avait aucun résultat. Aussi un arrêté de M. le Ministre de l'agriculture et du commerce, qui avait été prévenu des dangers causés par la non-exécution de la séquestration, a-t-il ordonné purement et simplement l'abatage des animaux mordus ou soupçonnés de l'avoir été. C'est ce qui se fait depuis la fin de 1878, et vous verrez que les résultats obtenus en 1879 donnent raison à cet arrêté, qui, lui aussi, a soulevé des protestations et dont l'exécution rencontre encore des obstacles. Souvent le propriétaire du chien mordu nie le fait, surtout si la blessure est peu apparente; il affirme que l'animal a été roulé ou froissé par le chien enragé, et il apporte un certificat plus ou moins de complaisance donné cinq ou six jours après la morsure, constatant que l'animal ne présente aucune trace de morsure, et qu'aucun symptôme de maladie n'a paru. Or sur un chien à poil long ou très fourni, il est difficile de trouver une plaie, souvent peu étendue ou superficielle, eût-on même tondu l'animal; il peut avoir été mordu dans la gueule ou dans le nez, et je puis citer des cas où la rage s'est développée, quoiqu'aucune blessure ne fût apparente sur le corps du chien strictement rasé; il peut aussi arriver que la plaie soit déjà fermée, vu la grande rapidité de la cicatrisation chez le chien. Quant au certificat constatant que le chien mordu est en bonne santé, il n'a aucune valeur, attendu que la période d'incubation peut dépasser trois et même quatre mois. Il n'y a donc pas lieu de tenir compte de ces certificats; du moment qu'il est certain qu'un chien enragé s'est jeté sur un animal de son espèce ou d'espèce féline, qu'il l'a renversé ou qu'il lui a fait une blessure même légère, cet animal doit être abattu. C'est ainsi que nous agissons, et des instructions conçues dans ce sens ont été données aux commissaires de police; vous verrez, d'après la statistique de 1879, le faible écart qui existe entre le nombre des animaux mordus et celui des animaux sacrifiés par ordre de l'autorité.

Quand on constate qu'un chien enragé mord parfois quinze autres chiens, dont la moitié au moins contractent la maladie, on s'étonne qu'en l'absence de mesures de police sanitaire strictement exécutées, les cas de rage n'aient pas augmenté plus rapidement ; il est vrai qu'une partie des animaux mordus étaient abattus par les propriétaires frappés d'une frayeur salutaire ; néanmoins il restait un grand nombre d'animaux contaminés, et par suite le nombre des cas de rage ne faisait que croître. Depuis 1879 il a diminué, et vous verrez que dans cette année, quoique les renseignements soient devenus de plus en plus exacts, l'on a constaté moitié moins de cas qu'en 1878.

Je vous ai indiqué, Messieurs, quelles mesures ont été prises depuis le 1er janvier 1876 pour obtenir la diminution des cas de rage. Je les résume :

1° Arrestation et abatage des chiens errants dans la ville et dans la banlieue, alors que ces animaux sont dépourvus de collier portant le nom et l'adresse de leur maître ;

2° Enquêtes sérieuses faites sur les cas de rage, et par suite application de l'ordonnance aux animaux mordus ou soupçonnés de l'avoir été ;

3° Affichage des instructions émanant du Conseil d'hygiène indiquant les symptômes de la maladie et les mesures à prendre en cas de morsure ;

4° Poursuites exercées contre les propriétaires de chiens qui laissent errer ces animaux avec ou sans collier, et contre ceux dont les chiens ont mordu les personnes.

Voici maintenant les statistiques des années 1876-1877-1878-1879, que j'ai établies à l'aide des rapports des agents du service vétérinaire et des commissaires de police du département.

Statistique de la rage en 1876.

Mois.	Cas.	Chiens.	Chiennes.	Chats.	Rage furieuse.	Rage mue.	Personnes mordues.
Janvier................	15	15	»	»	13	2	3
Février................	13	13	»	»	10	3	3
Mars..................	27	26	1	»	18	9	4
Avril.................	31	31	»	»	18	13	4
Mai...................	25	21	4	»	10	15	2
Juin..................	28	23	3	2	22	7	2
Juillet...............	30	26	3	1	22	8	4
Août..................	20	16	2	2	15	3	5
Septembre.............	8	8	»	»	6	2	2
Octobre...............	30	30	»	»	23	7	8
Novembre..............	15	14	1	»	11	4	6
Décembre..............	26	24	2	»	19	7	2
	268	247	16	5	187	80	45
Alfort................	33	27	6	»	21	12	»
Total........	301	274	22	5	208	92	45

Statistique de la rage en 1878.

Mois	Cas de rage	Paris	Banlieue	Chiens	Chiennes	Chats	Rage furieuse	Rage mue	Personnes mordues		Animaux mordus				Animaux abattus		Fourrière	Abatage
									Adultes	Enfants	Chiens	Chats	Chèvres	Cheval	Chiens	Chats		
Janvier	59	51	8	48	11	»	40	19	10	3	23	4	»	*	21	4	603	515
Février	43	37	6	36	6	1	40	3	8	11	32	2	»	1	29	2	673	568
Mars	48	43	5	44	4	»	34	14	3	2	50	»	»	»	45	»	958	842
Avril	52	44	8	45	5	2	42	10	11	5	55	1	»	»	48	1	803	673
Mai	62	55	7	54	8	»	41	21	8	2	60	1	»	»	49	1	695	617
Juin	61	51	10	55	6	»	58	8	2	3	39	2	»	»	33	2	563	505
Juillet	63	58	5	51	12	»	46	17	2	3	81	10	6	»	32	10	3383	3099
Août	36	30	6	33	3	»	29	7	4	2	16	1	»	»	16	1	1234	1235
Septembre	34	25	9	29	5	»	27	7	5	4	55	1	»	»	50	1	480	462
Octobre	21	20	1	19	4	»	16	6	3	1	9	2	»	»	9	2	228	325
Novembre	17	17	»	14	3	»	11	6	6	»	6	»	»	»	6	2	322	315
Décembre	15	10	5	14	1	»	11	4	5	»	28	»	»	»	4	»	326	323
	511	441	70	440	68	3	390	121	67	36	454	24	6	1	342	24	10366	9479
Alfort	102	511		511			511		103		485				366			
	613																	

Cas de mort chez l'homme : **24.**

Statistique de la rage en 1879.

MOIS	Cas de rage	Paris	Banlieue	Chiens	Chiennes	Chats	Rage furieuse	Rage mue	Personnes mordues		Animaux mordus					Animaux abattus		Chiens en fourrière		
									Adultes.	Enfants.	Chiens.	Chats.	Chevaux.	Bœufs.	Porcs.	Chiens.	Chats.	Entrés.	Abattus.	Rendus.
Janvier	18	15	3	15	3	»	15	3	7	5	18	»	»	»	»	11	»	273	269	4
Février	21	17	4	19	2	»	14	7	4	3	11	»	»	»	»	9	»	314	341	3
Mars	23	20	3	19	4	»	14	9	11	»	17	2	»	»	1	14	2	299	293	6
Avril	20	14	6	16	4	»	17	3	4	»	25	»	»	»	»	25	»	250	240	10
Mai	29	27	2	25	4	»	21	8	4	4	23	2	»	»	»	23	2	294	284	10
Juin	20	17	3	18	2	»	18	2	1	2	9	»	2	»	»	8	»	283	277	6
Juillet	29	19	10	23	5	1	23	6	4	»	71	1	»	»	»	71	1	368	368	»
Août	34	29	5	33	1	»	30	4	2	4	53	1	»	1	»	53	1	646	646	»
Septembre	22	15	7	20	2	»	20	2	5	»	10	3	»	»	»	10	3	301	301	»
Octobre	26	18	8	22	3	1	22	4	7	»	21	1	»	»	»	21	1	355	354	1
Novembre	23	19	4	21	2	»	21	2	2	1	25	2	»	»	»	25	2	292	292	»
Décembre	20	15	5	18	2	»	17	3	»	»	15	1	»	»	1	15	1	160	160	»
	285	225	60	249	34	2	232	53	50	17	296	13	2	1	2	285	13	3835	3795	40
							285		67		314					298		3835		

Cas de mort chez l'homme : 12.

Statistique de la rage en 1877.

Mois.	Cas.	Chiens.	Chiennes.	Chats.	Rage furieuse.	Rage mue.	Personnes mordues.
Janvier.................	11	10	1	»	10	1	2
Février.................	21	19	2	»	17	4	5
Mars..................	23	21	2	»	21	2	1
Avril.................	35	86	5	»	26	7	8
Mai..................	39	35	4	»	35	4	6
Juin..................	31	25	6	»	25	6	9
Juillet.................	27	26	1	»	21	6	3
Août.................	35	32	3	»	25	10	2
Septembre............	40	37	3	»	34	6	8
Octobre	39	35	4	»	28	11	4
Novembre	40	38	2	»	29	11	5
Décembre	30	31	8	»	31	8	9
Total........	378	339	39	»	302	76	62

Cas de mort. — La préfecture a eu connaissance de 24 cas de mort par la rage observée sur des personnes en 1878. En 1879, le nombre des cas a été de 12. En 1880, jusqu'au 1ᵉʳ septembre, de 2.

Je l'ai déjà dit, pendant les deux premières années, les renseignements ont été obtenus avec difficulté ; il a fallu organiser le service et mettre au courant les inspecteurs qui ne sont pas vétérinaires ; grâce au concours du chef de la deuxième division de la Préfecture et du chef du quatrième bureau, les commissaires de police, qui ont des occupations multiples, ont fini par tenir la main à l'exécution de l'ordonnance du 25 décembre 1875 ; un événement malheureux, la mort de M. Montigny fils, a appelé l'attention sur les dangers de la contagion et a provoqué une exécution encore plus stricte des mesures de police sanitaire ; enfin l'arrêté de M. le Ministre de l'agriculture, provoqué par notre collègue M. Bouley, a permis d'employer, contre les animaux mordus, la seule mesure efficace, l'abatage.

Grâce à ce redoublement de rigueur, le nombre des cas de rage constatés est tombé de 613 en 1878 à 285 en 1879, soit une diminution de plus de moitié.

Le nombre des personnes mordues a été 67 cas (connus) au lieu de 103 en 1878, et l'on n'a eu connaissance que de 12 cas de décès par la rage au lieu de 24 signalés en 1878. Il en est de même pour les animaux mordus, dont le chiffre est tombé à 314 en 1879 au lieu de 485 en 1878.

Sur ces 314 animaux mordus comprenant 296 chiens, 13 chats, 2 chevaux, 1 bœuf et 2 porcs, 298 ont été abattus ; c'est une preuve certaine que l'observation des mesures de police sanitaire a fait un progrès réel ; car, en 1878, sur 485 animaux mordus, 366 avaient été abattus ; les autres avaient été séquestrés d'une façon peu efficace, ou avaient disparu.

En revanche, la fourrière n'a reçu que 3835 chiens, dont 3795 ont été sacrifiés ou ont servi à des expériences; c'est-à-dire qu'on n'a rendu que 40 des animaux arrêtés; j'ai obtenu qu'on cessât la vente de quelques chiens ayant une certaine valeur, qu'on faisait chaque semaine à la fourrière. On gardait, à cet effet, pendant quelques jours ces animaux qui, ayant souvent erré des semaines, étaient suspects, et leur vente, peu productive du reste, présentait des dangers ; elle a cessé depuis 1879.

Je pense, Messieurs, qu'il y a lieu de continuer le système que je viens de vous exposer, et, s'il était possible, de poursuivre encore plus vigoureusement la disparition de cette masse de chiens errants, qui sont exposés aux morsures des animaux enragés, et qui forment l'élément le plus dangereux au point de vue de la propagation de cette terrible maladie.

M. Lagneau vous a fait connaître qu'en 1880 on n'a constaté en huit mois jusqu'au 1ᵉʳ septembre, que 129 cas de rage sur les animaux, et 2 cas de rage sur l'homme. C'est encore une diminution sensible sur 1879 et une diminution considérable sur 1878; c'est donc une preuve des bons résultats obtenus par l'application stricte des règlements de police sanitaire, et un argument en faveur de l'augmentation des agents du service vétérinaire, que j'ai sollicitée de M. le préfet.

J'espère que si l'Académie était consultée, elle voudrait bien, après avoir eu connaissance des documents officiels, accepter cette conclusion que je lui soumets avec la conviction d'avoir agi dans l'intérêt général.

STATISTIQUE

DE LA MORVE ET DU FARCIN

PENDANT LES ANNÉES 1877, 1878 ET 1879

I

Messieurs,

Dans la dernière séance, je vous ai fait connaître la statistique des cas de rage observés pendant les quatre dernières années, et je vous ai indiqué les mesures prises pour en diminuer le nombre ; vous avez pu voir que le résultat obtenu est encourageant, surtout si l'on considère le petit nombre d'années écoulées depuis la réorganisation du service sanitaire.

Je vais vous communiquer les documents qui ont trait à deux autres maladies contagieuses, l'une qui frappe les solipèdes et se communique à l'homme, l'autre qui dépeuple les étables des nourrisseurs du département de la Seine, et qui, chaque année, occasionne en France des pertes considérables.

La première est la morve, qui sévit à Paris d'une manière continue et sur une large échelle ; c'est surtout dans les grands établissements de loueurs ou de transports qu'on l'observe ; l'armée voit parfois ses régiments décimés par cette terrible maladie ; nous avons dû nous occuper spécialement des mesures propres à limiter ses ravages ; mais nous avons eu à lutter contre les mêmes difficultés déjà indiquées pour faire appliquer les ordonnances contre la rage : personne ne faisait de déclaration et ne semblait prendre garde aux termes des règlements sanitaires remis en vigueur par le préfet de police. Il a été nécessaire de faire des inspections constantes sur la voie publique, au marché aux chevaux, et surtout à domicile chez les loueurs et chez tous les entrepreneurs de transport ; or le nombre de ces industriels est fort grand et ils sont dispersés dans tous les quartiers, spécialement dans les plus éloignés. Le travail de recensement et de classement a été long et pénible ; aujourd'hui il est achevé.

Quant aux grandes Compagnies, nous avons obtenu quelquefois avec peine que leurs directeurs fissent la déclaration ; la plupart n'avaient du reste aucun cas de morve ou de farcin ; les autres ont cédé à la raison et nous sommes arrivés à un *modus vivendi* satisfaisant ; nous veillons, d'accord avec nos confrères attachés à ces grandes administrations, à l'exécution de l'ordonnance prescrivant l'abatage des animaux malades et la séquestration des animaux contaminés. Grâce à une entente avec les inspecteurs de la boucherie de cheval, nous avons été prévenus des faits constatés dans les abattoirs, et nous avons pu arriver à connaître, à peu d'exceptions près, les cas de morve existant dans Paris ; l'insuffisance du personnel nous a empêchés, jusqu'en 1880, d'établir dans la banlieue un contrôle aussi sévère que dans la ville ; mais cette année le recensement a été fait dans toutes les communes et l'inspection rendue facile pour les deux vétérinaires spécialement chargés des arrondissements de Sceaux et de Saint-Denis.

Nous n'avons pas la prétention d'être arrivés à la perfection, et il est certain qu'on fait abattre clandestinement des chevaux morveux ou farcineux sans faire de déclaration ; mais les propriétaires n'osent plus les garder, les mettre sur la voie publique ou en faire trafic, sauf de rares exceptions. Pour arriver à ce résultat, nous avons dû user, contre les récalcitrants, de mesures de rigueur ; mais nous espérons pouvoir bientôt nous en dispenser, attendu que les détenteurs d'animaux morveux et ceux qui les soignent, se décident à les déclarer.

La complicité des équarrisseurs, sur lesquels nous n'avons aucune action, facilite les infractions à l'ordonnance, et nous regrettons de plus en plus la suppression du clos d'équarrissage départemental, qui était placé sous la surveillance d'un inspecteur vétérinaire; nous étions certains d'obtenir par cet agent des renseignements qui, maintenant, nous seraient précieux; aussi ai-je demandé (sans succès) qu'on rétablît ce clos utile à divers points de vue, et qu'on supprimât les établissements particuliers affranchis de toute surveillance.

Voilà en peu de mots les mesures adoptées pour connaître les cas de morve ou de farcin, et prévenir le développement de ces maladies similaires :

1° Inspection des chevaux, ânes et mulets sur la voie publique, au marché et dans les établissements de loueurs ou de transports de toute nature;

2° Envoi à tous les détenteurs de l'ordonnance prescrivant la déclaration et les autres mesures de police sanitaire;

3° Abatage des animaux morveux ou suspects, ceux-ci après un délai plus ou moins long (1);

4° Séquestration des animaux contaminés et défense de les vendre avant un délai minimum d'un mois;

5° Désinfection des locaux occupés par des chevaux morveux ou farcineux;

6° Traduction en police correctionnelle des contrevenants aux dispositions de l'ordonnance, quels qu'ils soient.

Voici les statistiques :

Année 1876.	Particuliers.		Compagnies.	Totaux.
	Paris.	Banlieue.		
Janvier............	10	1	13	24
Février............	7	2	16	25
Mars..............	6	1	14	21
Avril..............	10	1	3	14
Mai...............	4	1	6	11
Juin..............	6	»	3	9
Juillet............	3	»	8	11
Août..............	14	1	13	28
Septembre........	1	2	7	10
Octobre...........	3	2	9	15
Novembre	5	1	3	9
Décembre.........	3	2	8	13
Totaux...	72	14	103	180

(1) L'abatage a lieu à la fourrière ou au marché, et l'on injecte dans les cavités pectorale et abdominale de l'essence de térébenthine afin d'empêcher la viande d'être consommée.

Année 1877.	Particuliers.		Compagnies.	Totaux.
	Paris.	Banlieue.		
Janvier..........	»	1	7	8
Février..........	2	»	7	9
Mars............	»	»	20	20
Avril............	1	2	12	15
Mai.............	2	2	10	14
Juin	3	1	16	20
Juillet..........	6	1	24	31
Août............	3	1	26	30
Septembre......	»	»	11	11
Octobre.........	2	1	6	9
Novembre.......	6	2	2	10
Décembre.......	»	»	7	7
Totaux...	72	14	148	184

Les détails sont, bien entendu, omis ici; le travail est fait, mois par mois, avec les noms des propriétaires, leur adresse, les numéros des chevaux des compagnies et les dépôts auxquels ils appartiennent.

On peut donc suivre, mois par mois, l'état sanitaire de diverses entreprises, et agir suivant que la maladie sévit sur tel ou tel point et dans telle ou telle administration.

Année 1878.	Particuliers.		Compagnies.	Totaux.
	Paris.	Banlieue.		
Janvier..........	»	»	6	6
Février..........	3	»	15	18
Mars............	2	»	5	7
Avril............	2	2	17	21
Mai.............	3	1	18	22
Juin............	2	»	26	28
Juillet..........	1	2	16	19
Août............	5	»	20	25
Septembre......	1	»	21	22
Octobre.........	3	»	22	25
Novembre.......	4	»	24	28
Décembre.......	2	2	16	20
Totaux....	28	7	206	241

Année 1879.	Particuliers.		Compagnies.	Totaux.
	Paris.	Banlieue.		
Janvier............	1	»	15	16
Février...........	1	1	15	18
Mars.............	8	1	13	22
Avril.............	2	1	16	20
Mai..............	5	2	14	21
Juin	5	1	8	14
Juillet...........	5	»	24	29
Août.............	14	»	15	29
Septembre	2	»	17	19
Octobre	9	18	17	39
Novembre........	16	9	14	39
Décembre........	7	1	4	12
Totaux	75	30	174	279

A première vue, ces tableaux n'indiquent qu'une augmentation des cas de morve ; tandis qu'en réalité la maladie a diminué dans les administrations, où elle faisait le plus de victimes. Les cas connus chez les particuliers ont augmenté, parce que la surveillance a pu être mieux faite et qu'elle s'est étendue de Paris dans la banlieue.

Le dernier, qui a trait à 1879, prouve néanmoins qu'il y a beaucoup à faire encore pour diminuer les ravages de la maladie.

Au point de vue de la surveillance sur la voie publique, le service est aussi complet que possible ; mais il est impossible de faire des visites assez nombreuses dans les écuries des loueurs et des gravatiers ou autres détenteurs d'animaux en mauvais état ; aussi ceux qui possèdent des chevaux morveux ou farcineux les font-ils parfois disparaître en les livrant clandestinement aux équarrisseurs ; puis ils vendent les chevaux contaminés, qui vont porter l'affection contagieuse dans d'autres établissements : c'est aussi à ce titre que sont dangereux les chevaux réformés, soit dans l'armée, soit dans les grandes administrations où règne la morve, même à un faible degré.

On les vend sans qu'ils présentent aucun symptôme de morve ou de farcin, et la maladie apparaît chez un certain nombre un ou plusieurs mois après la vente ; ils apportent avec eux la contagion, et c'est ainsi que cette maladie se propage.

Pour obvier à ces dangers, il faudrait que la loi et le règlement d'administration, qui en sera le complément, étendissent à un délai de plusieurs mois la défense de vendre tout solipède ayant été en contact ou dans le même local qu'un cheval morveux ou farcineux, et cela sous peine d'une pénalité sévère, que les tribunaux ne pourraient abaisser jusqu'à la rendre dérisoire.

Il faudrait aussi que les établissements d'équarrissage fussent surveillés, et que leurs directeurs fussent obligés de tenir un registre indiquant la provenance des animaux et la nature de leurs maladies, en tant qu'elles seraient contagieuses. Le service vétérinaire devrait être chargé de cette surveillance et de ce contrôle; c'est le seul moyen d'éviter les fraudes commises par les détenteurs d'animaux morveux ou farcineux et de les contraindre à faire la déclaration; dès qu'ils seront certains qu'en livrant les animaux à l'équarrisseur ils seront découverts, ils finiront par exécuter la loi; dès lors, connaissant sans exception l'origine et les ravages de cette affection contagieuse, on pourra espérer la faire à peu près disparaître.

Si la contagion était la seule cause de la morve et du farcin, il est évident qu'une application continue et sévère des mesures que je viens d'indiquer, devrait la supprimer; c'est le but que nous poursuivons sans espérer un succès complet; car nous n'avons pas la foi. Notre conviction est qu'il y a des cas de morve spontanée dus à une mauvaise hygiène et à un excès de travail; mais l'extension de la maladie est bien le fait de la contagion. Nous n'avons donc, comme vétérinaire sanitaire, qu'à tenir compte de cette cause principale et à faire tous nos efforts pour l'annihiler absolument comme si elle existait seule. Quelles que soient les opinions au point de vue de l'origine de cette maladie virulente, il n'en faut pas moins reconnaître un fait : c'est que cette maladie sévit dans les grandes agglomérations, et spécialement dans celles où la nourriture est parcimonieusement distribuée, sujette à des expériences scientifiques et où le travail n'est pas proportionné à l'alimentation; elle est inconnue à présent dans les administrations qui se trouvent dans des conditions opposées. Aussi, à côté des mesures de police, faut-il, pour être dans le rôle d'agent sanitaire, recommander une bonne hygiène; si la maladie procède de la contagion, elle trouvera un champ mal préparé dans un établissement rempli d'animaux en bon état de travail et bien nourris; si elle peut naître spontanément, le meilleur moyen de l'éviter est encore une bonne hygiène. Je considère comme également dangereux les détenteurs d'animaux qui violent les règlements de police sanitaire et ceux qui en abusent sans les nourrir suffisamment. Telle est ma conclusion.

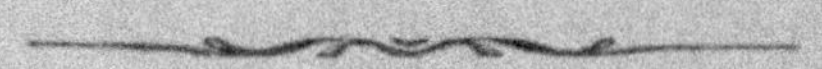

STATISTIQUE
DE LA PÉRIPNEUMONIE
EN 1877, 1878 ET 1879

II

Ce n'est qu'à partir de 1878 que nous avons pu recueillir des renseignements assez complets pour établir de la péripneumonie une statistique qui n'a pas la prétention d'être exacte. Loin de là ; nous avons la conviction que le nombre des cas de maladie qui nous échappe égale celui que nous indiquons. Nous allons en donner les motifs : les animaux malades proviennent tous (dans le département de la Seine) des étables de nourrisseurs ; ceux qui arrivent de la province venant des fermes ou des distilleries agricoles, vont directement au marché de La Villette ou à l'abattoir ; ces derniers n'ont donc, au point de vue de la contagion, qu'un moindre danger, puisqu'ils sont destinés à disparaître ; mais ils infectent les wagons, qui ne sont jamais désinfectés, et les bêtes saines qu'on y met ensuite ont toutes les chances pour être contaminées ; tant qu'on n'aura pas contraint les Compagnies de chemins de fer à désinfecter sérieusement les wagons servant au transport du bétail, les maladies contagieuses continueront à sévir et même à s'étendre en France.

Je vais donc spécialement établir les causes qui font des étables de nourrisseurs des foyers de péripneumonie, quoiqu'on n'en puisse saisir la manifestation que d'une manière incomplète ; ces industriels, peu instruits, et par suite incapables de connaître leurs devoirs en même temps que leurs intérêts, s'abstiennent de faire la déclaration ; ils livrent leurs bêtes malades aux bouchers, et nous ne sommes prévenus que si ces animaux sont abattus dans Paris, grâce aux renseignements que nous transmettent les inspecteurs des abattoirs ; les autres sont envoyés dans la banlieue, où n'existe aucune inspection des viandes mortes ; c'est dans les communes rurales, où la police est confiée aux maires, c'est-à-dire à peu près nulle, et où il n'y a pas d'abattoirs publics que sont consommés tous les animaux malades ou étiques, dont la viande serait saisie à Paris ; c'est ce qui explique la disparition d'une grande quantité de vaches péripneumoniques, vendues spécialement aux bouchers de la banlieue et aux fournisseurs de l'armée.

J'ai dit que les nourrisseurs négligeaient leurs intérêts : en effet, la plupart tiennent leurs bêtes enfermées dans des étables chaudes et humides ; par tous les moyens ils les poussent au lait et, par suite, tendent à favoriser le développement des affections de poitrine, telles que la phthisie tuberculeuse ou calcaire et la péripneumonie ; mais la cause la plus fréquente est la contagion due à l'introduction dans ces étables de bêtes achetées des marchands, provenant d'étables infectées ou ayant contracté le germe sur les marchés ou dans les wagons; c'est en vain que nous avons recommandé aux nourrisseurs de mettre en quarantaine pendant trois mois les animaux nouvellement achetés, et que nous leur avons démontré les dangers d'introduire dans une étable des bêtes suspectes; ils continuent à suivre la routine et à se ruiner souvent. Les marchands qui, à vil prix, achètent en province de vaches contaminées, les revendent et sont les agents les plus actifs de la contagion; dans de telles conditions il est impossible d'arrêter les ravages de la péripneumonie dans notre département qui reçoit constamment, par diverses sources, des vaches portant la maladie à l'état d'incubation.

Le rôle du vétérinaire sanitaire est donc ingrat au premier chef; après avoir en vain fait distribuer et afficher l'ordonnance, nous avons dû procéder à des visites à domicile qui ont été sans résultat; car les animaux malades disparaissent sans laisser de traces, et cela dès le début de la maladie. Ces visites ont eu pour résultat d'établir la statistique, jusqu'ici très-incomplète, des vacheries existant soit à Paris, soit dans la banlieue; nous avons fait le recensement des animaux et nous avons obtenu des renseignements (plus ou moins sincères) sur les pertes subies depuis les dernières années.

Grâce aux avis transmis par l'inspection des abattoirs, nous avons été prévenus de l'existence de la maladie contagieuse dans un grand nombre d'étables; nous avons de suite établi une surveillance sérieuse et empêché la vente des bêtes contaminées, sauf pour la boucherie; la désinfection a été prescrite et exécutée sévèrement; enfin nous avons pu établir une statistique indiquant le nombre d'animaux abattus pour cause de péripneumonie, leur sexe et leur provenance tant au point de vue du pays que de la profession du propriétaire.

Je mets sous les yeux de l'Académie les deux tableaux indiquant la statistique de la péripneumonie en 1878 et en 1879.

Statistique de la péripneumonie en 1878.

1878.	Bœufs.	Vaches.	Paris.	Banlieue.	Province.	Nourrisseurs.	Marchands.	Fermiers
Janvier....	2	9	2	3	6			
Février....	3	19	12	2	8			
Mars.......	7	17	0	7	8			
Avril.......	8	26	9	12	13			
Mai........	7	17	9	»	15			
Juin	1	26	5	4	19			
Juillet......	2	13	5	2	9			
Août	3	32	20	8	7			
Septembre .	1	20	14	4	3			
Octobre....	2	12	10	»	4			
Novembre..	2	17	10	5	4			
Décembre..	3	15	9	3	8			
Totaux..	43	224	113	51	103	121	77	33
	267		267			267		

Les départements d'où provenaient des animaux péripneumoniques, en 1878, sont : le Calvados, l'Aisne, l'Eure, la Marne, Maine-et-Loire, l'Oise, l'Orne, le Pas-de-Calais, Seine-et-Oise, Seine-et-Marne, la Somme, l'Yonne.

Statistique de la péripneumonie en 1879.

1879.	Bœufs.	Vaches.	Paris.	Banlieue.	Province.	Nourrisseurs.	Marchands.	Fermiers.
Janvier.....	8	24	16	4	12	21	1	10
Février.....	2	6	»	1	7	1	4	3
Mars.......	3	6	4	»	5	4	3	2
Avril.......	4	3	2	1	6	2	2	5
Mai........	7	12	7	»	12	3	10	4
Juin	6	9	2	4	9	5	9	1
Juillet.....	4	23	4	19	4	17	9	1
Août.......	4	7	»	1	10	1	7	3
Septembre.	5	14	7	5	7	10	8	3
Octobre ...	1	42	17	15	11	33	1	9
Novembre..	1	3	1	1	1	2	1	1
Décembre..	1	13	3	10	4	13	»	1
Totaux...	46	164	68	61	86	114	53	41

210   10   210

Voici la liste des départements qui ont envoyé, en 1879, des animaux péripneumoniques. Ce sont : l'Aisne, la Dordogne, l'Eure, Eure-et-Loir, le Calvados, la Marne, Maine-et-Loire, l'Oise, la Nièvre, Seine-et-Oise, Seine-et-Marne, la Somme, les Vosges, la Vendée, le Pas-de-Calais, la Seine-Inférieure ; enfin, un d'eux venait d'Italie.

La statistique de 1879 accuse une diminution sur celle de 1878 ; mais je ne pense pas qu'elle soit réelle ; je l'attribue plutôt à la pratique des nourrisseurs qui envoient les animaux malades aux bouchers de la banlieue, afin de dérober aux vétérinaires de la préfecture l'existence de la péripneumonie dans leurs étables, et d'éviter l'application des mesures de police sanitaire.

Pour arriver à diminuer les ravages de cette maladie, il faudrait d'abord faire procéder à la désinfection des wagons à bestiaux après chaque voyage ; ne pas introduire de vaches nouvelles sans les avoir mises en quarantaine ; punir sévèrement le trafic des bêtes malades (sans déclaration préalable) et surtout celui des bêtes contaminées. On arriverait, en étendant ces mesures à tout le pays, à diminuer, dans des proportions notables, les pertes effrayantes que la péripneumonie cause, pertes qui ne font que croître.

Je ne crois pas qu'il y ait lieu d'accorder à l'inoculation willemsienne la vertu préservatrice que lui attribuaient son auteur et nombre de ses partisans ; les faits sont contradictoires, et mon expérience personnelle ne lui est pas favorable ; néanmoins, dans le doute, on ne peut la proscrire lorsqu'elle est faite par un opérateur habile et à titre de remède, une fois l'invasion de la maladie constatée; mais on ne peut non plus l'imposer, comme certains partisans de cette méthode le demandent. Quant à l'abatage en masse avec indemnité, comme pour le typhus, je le repousse énergiquement : car j'ai la persuasion qu'on peut, à l'aide des mesures de police sanitaire prescrites par la loi nouvelle, arriver à restreindre, sinon à supprimer les ravages de la maladie, à condition que ces mesures soient générales, et que leur exécution soit confiée à un corps spécial de vétérinaires sanitaires choisis au concours. J'ai, dans cette Note, uniquement traité de la rage, de la morve et de la péripneumonie; mais il est d'autres maladies contagieuses, telles que le charbon, la fièvre aphtheuse, etc., dont les agents du service vétérinaire auraient pour mission d'arrêter le cours, si l'on arrivait à organiser sérieusement ce service : c'est à eux aussi que devrait être confiée la surveillance des abattoirs généralisés dans les communes d'une certaine étendue ou créés pour desservir plusieurs communes; c'est grâce à eux qu'on empêcherait la consommation des viandes d'animaux tuberculeux, de ceux dont la viande renferme des helminthes dangereux. Quand on voit ce qui se passe au point de vue de la consommation des viandes dans les communes rurales, même aux portes de la capitale, on ne peut que réclamer instamment cette création de vétérinaires sanitaires centralisant entre leurs mains la répression des maladies contagieuses sur les animaux vivants, et la surveillance des viandes provenant des animaux atteints d'affections transmissibles à l'homme. Depuis longtemps nous attendons une loi nouvelle déjà adoptée par le Sénat; mais cette loi, fût-elle votée, son effet sera nul si son application n'est pas confiée, par toute la France, à un corps choisi de vétérinaires sanitaires. J'ai essayé, dans le département de la Seine, d'organiser ce service; je vous ai, Messieurs, exposé les résultats que j'ai obtenus, grâce à la collaboration de mes collègues et des inspecteurs du service; s'ils sont incomplets, cela tient au peu de temps écoulé et à l'insuffisance du personnel placé sous ma direction. Ma conviction n'en est pas moins complète; on peut, avec de la volonté et de la persévérance, arriver à obtenir, sinon la disparition complète des maladies contagieuses, du moins une diminution considérable; en le faisant, on aura rendu un double service à la santé publique et à la richesse du pays.

41058   Paris. — Typographie de Vve Renou, Maulde et Cock, rue de Rivoli, 144.

STATISTIQUE

DES MALADIES CONTAGIEUSES